DU DIAGNOSTIC ET DU TRAITEMENT

DES

KYSTES HYDATIQUES

ET DES

ABCÈS DU FOIE PAR ASPIRATION

PAR

Le Dr Georges DIEULAFOY,

INTERNE, MÉDAILLE D'OR DES HOPITAUX.

***

PARIS,

LIBRAIRIE GEORGES MASSON

PLACE DE L'ÉCOLE-DE-MÉDECINE

—

1872

DU DIAGNOSTIC ET DU TRAITEMENT

DES

KYSTES HYDATIQUES

ET DES

ABCÈS DU FOIE PAR ASPIRATION

PAR

LE Dr GEORGES DIEULAFOY,

INTERNE, MÉDAILLE D'OR DES HOPITAUX.

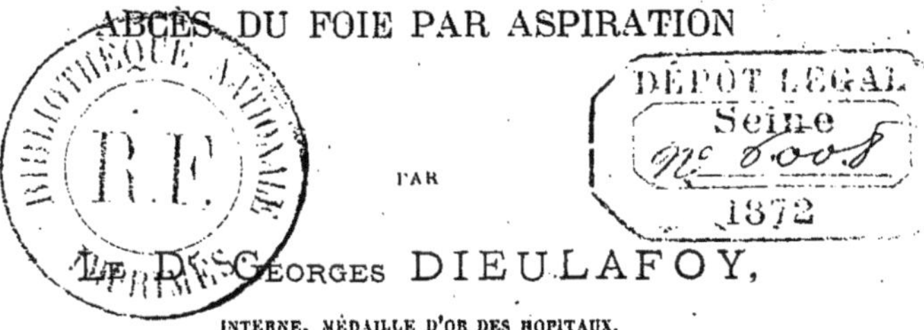

PARIS

LIBRAIRIE GEORGES MASSON

PLACE DE L'ÉCOLE-DE-MÉDECINE

—

1872

DU DIAGNOSTIC ET DU TRAITEMENT

DES

KYSTES KYDATIQUES

ET DES

ABCÈS DU FOIE PAR ASPIRATION.

J'ai appliqué au diagnostic et au traitement des kystes hydatiques du foie, la méthode que je cherche à généraliser depuis quelques années à tous les liquides pathologiques. Aujourd'hui, on peut dire que l'aspiration tend à remplacer la simple ponction, et l'aiguille aspiratrice fait oublier le trocart explorateur. Des observations nombreuses recueillies dans les cas les plus divers, qu'il s'agisse d'hydarthrose, de péricardite, de rétention d'urine, ou de hernie étranglée, ont prouvé l'innocuité absolue de l'investigation des liquides au moyen des aiguilles n° 1 et n° 2 de l'aspirateur, et ont confirmé les conclusions que j'avais formulées en 1870, lors de la publication d'un premier mémoire (1) : « Il est toujours possible, grâce à l'aspiration, d'aller, sans aucun danger, à la recherche d'une collection liquide, quel que soit son siége et quelle que soit sa nature. » Dans le présent travail, je limiterai la question aux kystes hydatiques et aux abcès du foie, et j'étudierai séparément le diagnostic et le traitement de chacune de ces maladies au moyen de l'aspiration.

(1) De l'aspiration, méthode de diagnostic et de traitement. Chez Masson ; 1870.

DU DIAGNOSTIC DES KYSTES HYDATIQUES DU FOIE
PAR ASPIRATION.

Dans certaines circonstances, et principalement quànd la maladie est arrivée à une période assez avancée, les symptômes du kyste hydatique du foie sont si nettement accusés, qu'il n'est pour ainsi dire pas possible de commettre une erreur. La tuméfaction de la région, la saillie peu bosselée de la tumeur au-dessous des fausses côtes ou aux environs de la ligne blanche, la sensation de rénitence que donne cette tumeur, la dilatation des derniers espaces intercostaux, l'étendue et la forme de la matité, l'absence presque constante de fièvre d'ictère et d'ascite, la marche lente de la maladie, la présence de réseaux veineux qui se dessinent de préférence sur les parties médianes de l'abdomen et du thorax, tous ces signes, quand ils se trouvent réunis, ne laissent pas de doute sur le diagnostic.

Mais il s'en faut que nous ayons toujours sous les yeux des cas aussi complets et pour ainsi dire type; tantôt certains signes sont absents, quand le kyste, par exemple, s'est développé vers la partie supérieure ou dans la profondeur de l'organe; tantôt un symptôme rare, tel que l'ascite, masque par sa prédominance la véritable affection et nous induit en erreur, souvent enfin, nous sommes appelés à constater le kyste à une période peu avancée, et l'ensemble des phénomènes à ce moment ne laisse le champ libre qu'à des suppositions. On reste alors dans le doute, on s'abstient de toute intervention active, on attend, on patiente, la maladie fait des progrès, le kyste devient multiloculaire ou se cloisonne, il envahit la plus grande partie de l'organe, les symptômes généraux augmentent d'intensité, et quand on est forcé d'intervenir, on s'aperçoit qu'il est quelquefois bien tard.

Or, dans ces cas douteux et difficiles, ici comme dans les tumeurs abdominales en général, et comme dans quelques pleurésies bàtardes, interlobaires ou enkystées, nous n'avons qu'un moyen de certitude absolue, c'est la constatation de la présence du liquide. Et pour arriver à ce résultat, un şeul procédé était en usage jusqu'à ces derniers temps, c'était l'introduction dans la tumeur douteuse d'un trocart dit explorateur. On introduisait donc ce trocart explorateur et alors que se passait-il? Supposons un cas négatif. La ponction est faite, le trocart est introduit et rien ne s'écoule; on sé livre alors à diverses suppositions; on pense à des fausses membranes qui obstruent la lumière de la canule, on accuse le liquide qui sans doute est trop épais pour s'écouler au dehors, ou bien on se demande si le trocart a pénétré jusqu'à la collection liquide. Bref on pousse le trocart plus avant, on pèse şur la tumeur espérant faire sourdre la goutte de liquide attendue, on va même jusqu'à malaxer la région en exploration, ces manœuvres ne sont pas sans déterminer quelques douleurs, et bientôt après des vomissements et du hoquet ouvrent la scène, le ventre se ballonne, les douleurs deviennent plus aiguës, une péritonite se déclare et la mort est quelquefois la conséquence de cette tentative d'exploration.

Ce sont des faits de ce genre, et ils ne sont pas absolument rares, ce sont ces accidents quelquefois terribles qui ont engagé les praticiens à une prudente réserve, et qui ont fait naître l'idée d'établir des adhérences entre l'organe et les parois abdominales avant de se hasarder à la recherche du liquide. De sorte qu'on se trouve placé entre deux alternatives, ou courir la chance d'accidents fort graves si on n'établit pas préalablement des adhérences, ou bien provoquer ces adhérences, c'est-à-dire entreprendre une opération longue et douloureuse pour aboutir à une simple ponction exploratrice. Laquelle de ces deux voies choisit-on? le plus souvent ni l'une ni l'autre, on reste dans l'inaction, et pour expliquer cette inaction on se fait un raisonnement qui a quelque apparence de vérité. En fin de compte, se dit-on, le kyste se développe lentement, très-lentement, sa présence ne détermine pas de longtemps une influence fâcheuse sur l'économie, il n'y a donc pas d'indication si pressante à agir, et l'urgence n'est pas telle qu'une intervention active ne puisse être renvoyée à plus tard. Ce raisonnement est d'autant plus accepté qu'il est plus spécieux; mais je chercherai à démontrer, ce qui du reste est fort rationnel, que le kyste hydatique a d'autant plus de chance de guérir, qu'il est moins développé, et qu'on l'attaque à un moment plus rapproché de son début. Il faut donc en pareil cas se hâter de confirmer le diagnostic en s'assurant de la présence et de la nature du liquide, et comme moyen aussi *certain qu'inoffensif*, je propose de remplacer la ponction par l'aspiration et le trocart explorateur par l'aiguille aspiratrice.

Je rencontrerai peut-être quelque hésitation, et je n'entraînerai pas la conviction du premier coup, mais j'espère pouvoir, au moyen d'observations nombreuses, démontrer la vérité de ce que j'avance et faire adopter le procédé que je vais décrire.

Quand j'ai proposé l'aspiration des gaz et des liquides comme moyen de réduction de l'anse intestinale dans la *hernie étranglée*, on s'est trop hâté de condamner le procédé sous prétexte que la piqûre de l'intestin devait entraîner de graves dangers sans donner de bons résultats ; et peu de temps après, les observations de M. Duplouy, de M. Dolbeau et d'autres chirurgiens démontraient l'efficacité et l'innocuité de l'aspiration comme moyen de réduction dans certaines hernies étranglées (1).

J'en pourrais dire autant de l'aspiration du liquide dans l'*hydarthrose* (2), manœuvre que certains chirurgiens regardent encore comme téméraire, bien à tort selon moi, car j'ai fait en pareils cas plusieurs centaines d'aspirations, surtout à l'hôpital Beaujon, pendant mon internat, dans le service de M. Axenfeld, sans avoir jamais eu à signaler le moindre accident, et l'aspiration du liquide dans l'hydarthrose s'est rapidement vulgarisée.

Cependant qu'on me permette de faire quelques réserves au sujet du manuel opératoire qui acquiert en pareil cas une si grande importance : plusieurs aspirateurs ont été faits dans ces derniers temps en France et à l'étranger, ils font nécessaire-

(1) Du traitement de la hernie étranglée par aspiration, par le Dr Autun. Paris, chez Masson, 1871.

(2) Du traitement de l'hydarthrose par aspiration, par le Dr Dieulafoy. Paris, chez Masson, 1871.

ment le vide préalable, sans quoi ils ne seraient pas aspirateurs; mais le *calibre et les dimensions des aiguilles ont été trop souvent dénaturés, c'est un tort.* Il est indispensable de bien connaître le volume de l'aiguille qu'on doit employer dans telle ou telle circonstance ; voilà pourquoi je me suis toujours servi d'aiguilles mathématiquement calibrées dès le principe, j'ai pu baser ainsi toutes mes observations sur le même étalon, sachant à l'avance quel est le diamètre très-exact qui correspond aux aiguilles n° 1 ou n° 2, et je ne me suis pas exposé à des accidents qu'entraînerait une aiguille de trois millimètres de diamètre, par exemple, quand l'aiguille de un millimètre remplit toutes les conditions. Ainsi pour ce qui est de l'exploration des tumeurs et des kystes du foie, je me suis presque toujours servi au début de l'aiguille n° 1, sauf à passer ensuite à l'aiguille n° 2, et je n'ai jamais été témoin d'accidents sérieux.

Manuel opératoire. Etant donné une tumeur hépatique de diagnostic douteux, voici comment je crois utile de procéder dans son mode d'exploration : On se sert de l'aiguille creuse n° 1 et le premier soin est de s'assurer de *sa perméabilité* au moyen d'un fil d'argent et d'un courant d'eau. Ce détail est nécessaire, car le calibre de l'aiguille est si exigu que quelques grains de poussière ou de rouille suffiraient pour en obstruer la lumière. L'aspirateur étant armé, c'est-à-dire le vide préalable étant fait, on introduit l'aiguille en piquant par un coup sec la région à explorer; à peine cette aiguille a-t-elle parcouru un centimètre dans l'épaisseur des tissus (c'est-à-dire dès que les ouvertures situées à son extrémité ne sont plus en rapport avec l'air extérieur), on ouvre le robinet correspondant de l'aspirateur, et le vide se fait par conséquent dans l'aiguille. On enfonce alors lentement cette aiguille qui *porte le vide avec elle* et c'est *le vide à la main* qu'on avance dans les tissus à la recherche de la collection liquide. On peut ainsi pénétrer à trois, quatre, cinq centimètres de profondeur et même davantage, et au moment où cette aiguille *aspiratrice* rencontre le liquide on voit celui-ci se précipiter dans l'aspirateur, et le *diognostic s'inscrit lui-même* à l'insu de l'opérateur.

Si la ponction ne donne lieu à aucune issue de liquide, il faut bien se garder de presser sur la région en exploration, on se contente de retirer brusquement l'aiguille, on s'assure de nouveau de sa perméabilité, et on recommence l'opération en un autre point; on retire la quantité de liquide jugée nécessaire, puis on arrête l'écoulement, La piqûre est si fine qu'elle est à peine visible, la douleur est pour ainsi dire nulle, aucun pansement n'est nécessaire; il est bon seulement par excès de précaution que le malade garde le repos pendant quelques heures.

Des suites de l'exploration. La ponction aspiratrice étant ainsi pratiquée je n'ai jamais vu survenir d'accidents sérieux, mais j'ai quelquefois été témoin, surtout chez les femmes, de phénomènes que je dois signaler. Dans quelques circonstances, rares, il est vrai, on observe, après la piqûre, des nausées ainsi que des douleurs s'irradiant dans l'abdomen ou dans l'épaule droite ; ces symptômes qui pourraient faire craindre un début de péritonite n'ont aucune gravité, ils cèdent après quelques heures, ne sont pas accompagnés de fièvre, et sont plutôt le résultat d'une action réflexe que la conséquence d'une phlegmasie. De plus, tel individu qui avait éprouvé ces symptômes à une première piqûre ne les ressent plus à une exploration suivante. J'ai souvent exploré des tumeurs de la rate, de l'ovaire, des épiploons, et je peux affirmer n'avoir jamais constaté d'accidents fâcheux. Plusieurs raisons expliquent l'innocuité à peu près absolue de ces explorations ; c'est d'abord l'extrême finesse de l'aiguille dont le diamètre est trois fois moindre que celui du trocart explorateur ordinaire, le péritoine n'est donc touché que dans un point excessivement limité; mais la véritable raison réside dans le manuel opératoire. Le trocart explorateur s'introduit quelquefois avec difficulté et il faut alors plusieurs efforts saccadés pour pénétrer jusque dans l'organe à explorer ; on ne sait jamais exactement à quel moment on rencontre le liquide, et dans la crainte d'avoir dépassé le but ou de ne l'avoir pas atteint, il arrive qu'on retire ou qu'on enfonce à plusieurs reprises le trocart, en changeant sa direction. Ce n'est pas tout, si le liquide n'apparaît pas à l'extrémité de la canule on ne résiste pas à la tentation de favoriser sa sortie en pressant sur la tumeur, en la comprimant entre les deux mains, en priant le malade de changer de position ; or ces différentes manœuvres multiplient les points de contact entre le trocart, d'ailleurs assez volumineux, et la séreuse, celle-ci s'enflamme et on assiste au développement d'une péritonite dont on connaît les funestes conséquences.

L'aiguille n° 1 de l'aspirateur, au contraire, extrêmement fine et bien acérée, est poussée lentement, sans résistance, à travers les tissus, et l'on est certain de voir jaillir le liquide dès qu'on l'aura rencontré. Ici plus d'hésitation, plus de tâtonnements dans la direction à donner à l'instrument explorateur, plus de pression sur la tumeur puisque un vide puissant se charge d'aspirer le liquide dès qu'on l'atteindra, par conséquent plus de vexation pour le péritoine. Enfin, au moment où l'on retire l'aiguille aspiratrice, on n'a pas à craindre de laisser tomber en passant quelques gouttes dans la cavité péritonéale, puisque le liquide est retenu et immobilisé par la force même d'aspiration.

En résumé, on peut dire que l'exploration des tumeurs du foie, et des kystes hydatiques en particulier, au moyen de l'aiguille aspiratrice n° 1, et avec les précautions que je viens d'indiquer, n'offre aucun danger et conduit sûrement au diagnostic. Cette manœuvre peut être faite à toutes les périodes de la maladie, *sans qu'il soit utile d'établir des adhérences.* Elle renseigne sur la présence ou l'absence de la collection liquide, sur son siége et sur sa nature, par conséquent il ne nous est plus permis aujourd'hui de nous livrer à une temporisation fâcheuse, il faut sans retard établir le diagnostic, afin d'aborder la question du traitement.

DU TRAITEMENT DES KYSTES HYDATIQUES DU FOIE PAR ASPIRATION.

Quel service peut nous rendre l'aspiration dans le traitement des kystes hydatiques du foie ? J'ai utilisé, dans ce cas particulier, l'application de cette idée générale que j'ai formulée au sujet de tous les liquides pathologiques, à savoir : quand un liquide, quelle que soit sa nature, s'accumule dans une cavité séreuse ou dans un organe, et quand cette séreuse ou cet organe sont accessibles sans danger pour le malade à nos moyens d'investigation, notre premier soin doit être d'aspirer ce liquide; s'il se forme de nouveau, on le retire encore, et plusieurs fois de suite, si cela est nécessaire, *de manière à épuiser la séreuse par un moyen tout mécanique et absolument inoffensif, avant de songer à en modifier la sécrétion par des agents irritants et quelquefois redoutables.* C'est cette méthode qui m'a donné de bons résultats dans l'hydarthrose, qui a été employée avec succès par M. Dolbeau, dans les abcès par congestion, par M. Bouchut, dans le traitement de la pleurésie purulente, et qui vient d'être mise récemment en usage par M. da Camara Cabral (de Lisbonne) qui a traité et guéri un enfant atteint d'hydrorachis congénitale. C'est là, croyons-nous, un des côtés les plus pratiques que l'aspiration mette à notre service, nous sommes en possession d'un moyen purement mécanique, qui nous permet de tarir les liquides pathologiques, c'est une lutte qui s'établit entre la séreuse qui sécrète et l'opérateur qui excrète, et l'on trouve que la séreuse se fatigue plus vite que l'opérateur ; je reviendrai plus longuement dans un autre travail sur ces idées, que je me contente d'exprimer ici.

Observation I. — *Kyste hydatique du foie.* — *Une aspiration. Guérison.*

Une malade, âgée de 24 ans, entre, au mois de mai 1870, à l'hôpital Beaujon, dans le service de M. Gubler, salle Sainte-Marthe, n° 1. On constate une légère tuméfaction de l'hypochondre droit et une saillie assez manifeste dans l'angle formé par le muscle droit de l'abdomen et les côtes. Cette tumeur n'est ni bosselée ni indurée, on la trouve au palper uniforme et rénitente, le foie est légèrement abaissé, et la région tuméfiée est sillonnée par quelques veines peu apparentes. Les symptômes généraux sont peu caractéristiques, il n'y a pas de troubles dyspeptiques, pas d'ictère, et cette femme qui fait remonter à huit mois environ le début de sa maladie ne se plaint que du volume que prend son ventre, et de la gêne croissante qu'elle éprouve pour respirer.

Le diagnostic de cette tumeur fut discuté, et M. Gubler s'arrêta à l'idée d'un kyste hydatique du foie ; cependant, pour plus de certitude, et confiant dans l'innocuité de l'aiguille aspiratrice, il me demanda de pratiquer l'aspiration. Je fis usage de l'aiguille n° 1, qui fut introduite au niveau du point le plus saillant de la tumeur, et à quatre centimètres de profondeur, je rencontrai le liquide. Celui-ci jaillit aussitôt dans l'aspirateur, limpide et transparent comme de l'eau distillée ; j'en aspirai, séance tenante, 500 grammes, et je m'arrêtai quand le kyste parut épuisé. Je retirai l'aiguille, la douleur était nulle, et la piqûre si insignifiante qu'elle était à peine visible ; on trouva dans le liquide quelques crochets d'échinocoques. Pas d'albumine.

A la suite de cette opération la malade n'éprouva pas le plus léger malaise, elle se leva dans la journée, la respiration devint normale, la tumeur ne reparut pas, et, quinze jours après, cette femme demanda sa sortie. Depuis cette époque, j'ai cherché à retrouver cette femme, désireux de savoir si la guérison s'était maintenue, mais je n'ai pu avoir aucun renseignement sur son compte. Toutefois ce fait nous montre l'innocuité de l'aspiration, le bien-être immédiat qui en a été la conséquence, et qui a permis à la malade, quinze jours plus tard, de quitter l'hôpital.

Il faut dire que les meilleures conditions de réussite se trouvaient ici réunies, le kyste était peu développé, placé superficiellement, et à une période peu éloignée du début.

Observation II. — *Kyste hydatique du foie.* — *Deux aspirations.* — *Guérison.* — *Apparition subite d'urticaire.*

Un homme âgé de 30 ans, serrurier de profession, entre à l'hôpital Beaujon, dans le service de M. Matice, pour une tumeur volumineuse de l'abdomen. La maladie a débuté, il y a deux ans, par un point de côté assez violent et continu dans l'hypochondre droit. A cette époque, on appliqua des sangsues et des vésicatoires sur la région du foie, les douleurs persistèrent pendant deux mois, puis elles disparurent, et le malade commença à s'apercevoir d'un développement insolite du ventre. Actuellement on ne constate ni ascite ni ictère, et cet homme n'a jamais eu ni épistaxis, ni hémorrhagie intestinale. Les dernières espaces intercostaux ne sont pas élargis, la circulation collatérale est développée sur les parties médiane et latérale de l'abdomen, et le point culminant de la tumeur est situé dans l'angle que forment les côtes et le muscle droit de l'abdomen. La mensuration prise au niveau de la tumeur donne les résultats suivants :

Circonférence totate de l'abdomen, $0^m,78$.

Côté droit, $0^m,41$.

Côté gauche, $0^m,37$.

La tumeur est lisse au toucher, elle donne à la pression une sensation de fausse fluctuation, la matité est complète et s'étend en avant et en haut jusqu'au quatrième espace intercostal, en bas elle déborde les fausses côtes de deux travers de doigt. Comme symptômes généraux, cet homme se plaint d'un affaiblissement notable, depuis deux mois il a dû interrompre son métier de serrurier, l'appétit est mauvais et la respiration fort génée ; par intervalle surviennent des vomissements.

M. Matice après avoir porté le diagnostic de kyste hydatique du foie, fait une ponction à l'aide d'un trocart explorateur ordinaire, on retire environ 300 grammes d'un liquide clair et limpide, après quoi l'écoulement s'arrête. Dix minutes à peine après cette opération le malade est pris de nausées, de hoquet et d'une urticaire qui se généralise rapidement à tout le côté droit du corps, jambe, bras et thorax, sans envahir le côté gauche. Le malade se plaint en même temps de douleurs assez intenses dans l'abdomen, quelques vomissements verdâtres surviennent, mais ces accidents qui auraient pu faire redouter une péritonite, s'amendent dans la soirée. Les jours suivants une fièvre peu vive du reste se déclare, la tumeur de l'abdomen conserve sensiblement le même volume qu'avant la ponction ; l'état général est peu satisfaisant et l'on propose l'aspiration du liquide. Je pratique cette aspiration avec l'aiguille n° 2, en piquant la tumeur sur le point le plus en relief, et je retire 950 grammes d'un liquide légèrement louche en voie de purulence, mais n'ayant aucune mauvaise odeur. Après cette opération la tumeur est complétement affaissée, aucun accident ne survient, le malade n'éprouve ni douleur, ni nausées, ni urticaire, la fièvre disparaît, la respiration devient plus libre, et les jours suivants l'appétit renaît peu à peu. Trois semaines plus tard cet homme quittait l'hôpital et pouvait reprendre son métier de serrurier. Je l'ai revu quatre mois après, la guérison ne s'était pas démentie, la santé était excellente, on ne trouvait plus de tumeur dans l'hypochondre droit.

Ce qui est singulier dans cette observation, c'est l'apparition brusque de cette *urticaire* survenant quelques instants après la ponction, et coïncidant avec la dyspnée, les nausées et les vomissements, comme cela a lieu après l'ingestion de moules et de certains coquillages. Les plaques d'urticaire envahirent rapidement le côté droit du corps et y restèrent limitées pendant quelques heures, la fièvre fut très-modérée, et dans la soirée tout phénomène avait disparu. Quelques jours plus tard, par une singulière coïncidence, ayant pratiqué l'aspiration chez une femme atteinte de kyste du foie dans le service de M. Axenfeld, je fus témoin d'un fait analogue que je rapporterai plus en détail dans l'observation VI. La malade quelques heures après la piqûre fut prise d'une *urticaire* généralisée qui persista pendant deux jours, après avoir successivement envahi et abandonné à plusieurs reprises les différentes parties du corps. Frappé de ces deux faits, je me demandai qu'elle relation pouvait exister entre la piqûre du foie et le développement de l'urticaire. Je signale ces observations, sans chercher à faire la moindre théorie, mais je ne peux m'empêcher de les rapprocher de faits mieux connus. Il est très-commun d'observer le prurigo chez les ictériques et l'on a trouvé fort naturel de le mettre sur le compte des acides biliaires, dont le conflit avec les terminaisons des nerfs serait apte sans doute à produire les démangeaisons. De son côté, Graves étonné des rapports qui unissent entre elles certaines maladies, signale la réunion et la succession de l'arthrite, de l'hépatite et de l'urticaire. Dans le cours d'une phlegmasie articulaire, dit-il, un individu est pris d'une hépatite avec ictère, et cet ictère est suivi d'urticaire ; et comme la succession de ces phénomènes morbides s'est présentée huit fois à son observation, il en conclut qu'il ne s'agit pas ici d'une coïncidence fortuite, mais que ces diverses affections doivent être unies entre elles par quelques rapports de causalité.

Ce qui est certain c'est que dans ces cas dont parle Graves, l'urticaire, comme précédemment le prurigo, paraît avoir succédé à l'ictère, et ces affections prurigineuses semblent avoir avec l'ictère des relations intimes. Mais chez les deux malades dont je viens de parler l'urticaire est survenue à la suite d'une piqûre insignifiante du foie, et sans qu'il y ait eu trace d'ictère ; chez l'un d'eux, l'urticaire était généralisée et localisée à tout le côté droit du corps, alors que dix minutes ne s'étaient pas encore écoulées depuis la ponction. Il n'est donc pas possible, dans cette circonstance, de rapporter à l'ictère le développement des accidents, et d'autre part on ne peut nier les rapports qui unissent entre elles l'urticaire et la lésion hépatique. Donc, dans les affections du foie, l'ictère pourrait bien ne pas être la véritable cause du développement de l'urticaire ou du prurigo, et il y aurait entre certains troubles hépatiques et le développement des maladies prurigineuses une relation qui n'est pas nettement établie.

Observation III. — *Kyste hydatique du foie — Sept aspirations. Guérison.*

Une femme, âgée de 30 ans, née à Alger, ayant toujours habité l'Algérie, entre, le 16 octobre 1871, à l'hôpital Beaujon, dans le service de M. Moutard-Martin. Cette femme, qui est malade depuis un an, a eu comme premier symptôme une douleur siégeant dans l'épaule droite et sous le sein droit; il lui suffisait de rire ou de parler un peu fort pour déterminer cette douleur. Quelques mois plus tard, elle s'aperçut que son corset devenait trop étroit, elle dut faire élargir ses robes, la respiration commença à devenir moins libre, et le plus petit travail la fatiguait à l'excès.

Dès le début de la maladie, survint un symptôme qu'on n'a peut-être pas encore signalé, et sur lequel j'insisterai d'autant plus volontiers que je l'ai déjà observé chez trois individus depuis que mon attention a été appelée sur ce point. Après ses repas, quand cette femme avait mangé des aliments gras, tels que du beurre ou du bouillon, elle était prise d'une véritable régurgitation, et, sans nausée, sans efforts, sa bouche se remplissait des parties grasses de son alimentation qu'elle rejetait avec sa salive. J'ai rencontré ce phénomène, encore plus accusé, chez la malade de l'observation VI ; cette régurgitation des matières grasses (sans vomissements) était chez elle si marquée au début de sa maladie, qu'elle les crachait aussitôt après ses repas, et tous ses mouchoirs en étaient imprégnés. Elle comparait l'aspect de sa salive à ce qu'on nomme vulgairement les yeux du bouillon, et ses crachats donnaient sur le papier l'aspect d'une tache d'huile. Pendant plusieurs semaines, ce sympôme exista seul, à l'exclusion de tout autre trouble digestif, puis il disparut avec les progrès de la maladie. J'ai encore été témoin de ce phénomène chez un homme venu à la consultation de l'Hôtel-Dieu et ayant tous les symptômes d'un kyste hydatique du foie. Comme je lui demandais quelques détails sur ses fonctions digestives, il me raconta au sujet des matières grasses, des particularités entièrement analogues à celles dont je viens de parler. Je ne chercherai pour le moment ni à expliquer ce phénomène, ni à exagérer sa valeur, je me contente de le signaler.

Le jour de son entrée à Beaujon, la malade qui fait le sujet de cette observation présente les phénomènes suivants : la région hépatique est légèrement tuméfiée, la matité est assez étendue en avant, on sent manifestement la tumeur au-dessous des fausses côtes ; la circulation collatérale est nulle sur la ligne médiane, et un peu développée dans l'aisselle droite.

La mensuration, faite au niveau de la tumeur, donne comme résultats :

Circonférence totale, 0^m, 75.
Côté droit, 0^m, 39.
Côté gauche, 0^m, 36.

La dyspnée est intense, les digestions sont fort pénibles, et l'appétit presque nul. Dès que la malade veut marcher elle est prise de vomissements de bile, et la douleur reparaît dans l'épaule droite. M. Moutard-Martin s'arrêta à l'idée d'un kyste hydatique du foie et me pria de pratiquer l'aspiration, ce qui fut fait le lendemain, 17 octobre.

Après avoir choisi le point le plus saillant de la tumeur, je m'assurai de la perméabilité de l'aiguille n° 1, qui par un coup sec fut introduite; je l'enfonçai lentement, et à trois centimètres de profondeur je rencontrai le liquide. Il avait la limpidité qu'on observe dans les kystes hydatiques qui n'ont subi aucune altération. J'en retirai 700 grammes et je m'arrêtai avant l'épuisement complet.

Le soulagement fut immédiat, il ne survint aucun accident et la malade se leva dans la journée sans éprouver de vomissements. Mais dans la soirée cette femme, du reste très-nerveuse, eut un peu d'agitation et peut-être un léger mouvement de fièvre. Mon collègue M. Foix, interne du service, lui fit donner une potion calmante, et on administra les jours suivants de faibles doses de sulfate de quinine. Après cette première opération, M. Moutard-Martin eut l'extrême obligeance de faire passer la malade dans le service de M. Axenfeld dont j'avais l'honneur d'être l'interne.

La tumeur qui s'était très-notablement affaissée après l'aspiration, reprit en peu de jours un accroissement assez considérable. La malade eut quelques frissons, beaucoup d'agitation et de l'insomnie, les régles survinrent peu abondantes le 1er novembre, et le 3 du même mois, sur l'avis de M. Axenfeld, je pratiquai une seconde aspiration. La piqûre fus faite avec l'aiguille n° 1 et très-rapprochée de la précédente; on retira 450 grammes d'un liquide louche très-légèrement purulent, d'odeur hydro-sulfurée et ne donnant pas trace d'échinocoques. L'amélioration fut très-sensible dans la journée, mais le soir survint un accès de fièvre qui dura deux heures. Le 5 novembre la mensuration de l'abdomen au niveau de la tumeur donne 0ᵐ,73, c'es-t-àdire 2 centimètres de moins qu'au début. La malade se lève tous les jours, descend dans le jardin, le sommeil est bon, les aliments sont bien tolérés.

Le 10. Le volume de la tumeur fait des progrès, sans toutefois que nous ayons à noter une aggravation dans les symptômes généraux. Nouvelle aspiration de 400 grammes de liquide franchement purulent et d'odeur fortement hydro-sulfurée. La piqûre est faite avec l'aiguille n° 2, et sur un point très-voisin des autres ponctions, de manière à circonvenir un espace grand comme une pièce de un franc environ. Ces piqûres, convergeant vers un même point, ont l'avantage de produire par leur nombre des adhérences qui pourraient être à un moment donné fort utiles, s'il fallait en arriver à plonger dans le foie un trocart volumineux. Ce mode de production d'adhérences utilisé en pareil cas pour parer à toute éventualité, a la plus grande analogie avec l'acupuncture que pratiquait Trousseau.

A la suite de cette aspiration, la malade n'éprouva ni frissons ni fièvre, mais les jours suivants des douleurs très-vives survinrent vers la partie inférieure du foie.

Le 15. Aspiration de 350 gr. de pus avec l'aiguille n° 2. Disparition des douleurs, pas de frissons, pas de fièvre.

Le 17. Douleurs dans les derniers espaces intercostaux et dans l'aisselle droite. Aspiration de 200 gr. avec l'aiguille n° 2. Le pus est bien lié, épais, sans coloration particulière, mais conservant toujours son odeur caractéristique. L'état de la malade est excellent, la tumeur a presque complétement disparu, la circulation collatérale n'existe plus, l'appétit est très-prononcé.

Le 20. Aspiration avec la même aiguille. Je ne trouve que 120 gr. de pus.

Le 25. Malgré l'absence totale de douleur et la disparition complète de la tuméfaction, une piqûre est faite à un centimètre au-dessous du lieu habituel. Je pénètre assez profondé-

2

ment sans rencontrer de liquide, et n'aspire qu'un peu de sang, après quoi je retire l'aiguille.

Le 30. Nouvelle tentative d'aspiration qui n'amène qu'un peu de sang.

4 décembre. La malade est bien réglée, son état s'améliore tous les jours, elle quitte l'hôpital le 15 décembre.

En résumé, voilà un kyste hydatique du foie traité et guéri en deux mois au moyen de sept aspirations pratiquées avec l'aiguille n° 1 et n° 2, sans accident, et suivant une marche graduelle vers l'amélioration. Il est probable que ce kyste était uniloculaire, mais rien ne prouve que dans la poche principale, il n'y eût des kystes secondaires en voie de développement. Dès la première aspiration, la purulence s'est emparée du kyste, dont les différentes parties ont été peu à peu détruites par le travail phlegmasique qui se passait à l'abri du contact de l'air dans la profondeur de l'organe. Aussitôt que le liquide se formait, je l'aspirais, et chose singulière, avec un pus aussi épais, et dans un foyer où bien certainement des fausses membranes étaient en voie de desorganisation, les aiguilles n'ont été que bien rarement oblitérées. Voilà comment par un moyen purement mécanique, sans adhérences préalables, sans injections irritantes, on a pu arriver à tarir ce kyste transformé en abcès.

OBSERVATION IV. — *Kyste hydatique du foie.* — *3 aspirations. Guérison.*

Je ne donne ici que le résumé de cette observation que je dois à l'obligeance de mes excellents collègues, MM. Monod et Leroy, et qui est actuellement en voie de publication dans la *Gazette hebdomadaire*.

Il s'agit d'un homme, concierge de son état, demeurant avenue de la Grande-Armée et atteint d'une tumeur énorme de l'abdomen. L'état général de cet homme est des plus mauvais, l'appétit est nul, la dyspnée est extrème, et la face complétement cyanosée ; l'œdème a envahi les membres inférieurs et gagne le tronc. D'après l'examen de la tumeur, son siége, sa rénitence, et la lenteur de son développement, M. le Dʳ L. Monod porte le diagnostic de kyste hydatique du foie.

Le 1ᵉʳ juillet 1871, avec l'aide de M. le Dʳ Leroy, une première aspiration est faite sur les points les plus saillants avec l'aiguille n° 2 de l'aspirateur Dieulafoy, on retire 800 gr. de liquide, puis on arrête l'écoulement. A la suite de cette opération nul accident ne survient et le malade éprouve une véritable amélioration; l'examen du liquide permet de découvrir des traces d'échinocoques.

Le 11. Une seconde aspiration donne issue à 1500 gr. de liquide aussi limpide que le premier. La tumeur est considérablement affaissée, l'état général du malade s'améliore progressivement.

Le 24. Dans une troisième et dernière aspiration, on retire ce qui reste du liquide qui n'a en rien perdu sa limpidité, et la guérison survient sans aucun accident, sans entrave, et s'est depuis parfaitement maintenue.

Ce qui est remarquable dans cette observation c'est l'absence total de tout symptôme morbide à la suite des opérations; le kyste est vidé en trois aspirations *sans que le liquide ait présenté la plus légère trace de purulence.* Ce fait doit être rapproché des observations I et V; que ce passe-t-il en pareil cas ? la poche du kyste subit sans doute une dégénérescence graisseuse et consécutivement la résorption.

OBSERVATION V. — *Kyste séreux du foie.* — *Une aspiration. Guérison.*

Je transcris cette observation publiée par M. Bouchut dans la *Gazette des hôpitaux* du 13 février 1872.

Reine B..., âgée de 11 ans, entrée le 3 décembre 1871 au n° 49 de la salle Sainte-Catherine.

Cette enfant, habituellement bien portante, souffre depuis six mois dans la région du foie. Elle y ressent une douleur continue, profonde, sans élancements, augmentée par la pression de la main ; puis le ventre s'est tuméfié, et sous les fausses côtes droites il s'est produit une tumeur assez considérable, profonde. L'enfant n'a pas eu de jaunisse. Elle s'est affaiblie par degrés, mangeait mal et maïgrissait beaucoup, sans avoir de vomissements ni de diarrhée.

Plusieurs vésicatoires volants ont été appliqué sur l'hypochondre droit, mais le mal a persité, et c'est ainsi qu'il a fallu entrer à l'hôpital.

L'enfant est petite, maigre, pâle, sans jaunisse ; sa langue est blanche, pâteuse ; il n'y a pas d'appétit, d'envies de vomir ni de diarrhée.

La peau est naturelle, sans chaleur, et il n'y a de fièvre qu'à intervalles irréguliers.

Aucun trouble n'existe dans les fonctions respiratoires, sensoriales et motrices. Toute la maladie semble avoir l'hypochondre droit pour origine.

En effet, le ventre est gonflé et la tuméfaction occupe surtout la région hépatique. Là, existe une douleur profonde, continue et sourde, augmentée par la pression.

Les fausses côtes font une saillie évidente et sont soulevées par le foie, qui déborde de trois travers de doigt. Cet organe présente une matité de 15 centimètres sur le côté et de 12 à sa partie antérieure sous le muscle droit. Le grand globe est évidemment plus gros, on en sent ,e bord, puis dès qu'on arrive au petit lobe, il y a une saillie considérable, qui forme une tumeur mobile, profondément située, soulevant la peau et les cartilages des fausses côtes. Profondément, c'est une tumeur. A la peau, ce n'est qu'une saillie de l'hypochondre. La peau ne présente ni chaleur ni rougeur. La pression est douloureuse, mais supportable, et il y a une matité sourde, élastique sur toute son étendue. Au-dessous d'elle, c'est la résonnance tympanique des intestins jusqu'au pubis, et il n'y a pas d'eau dans le ventre.

Cette tumeur est très-tendue, élastique, fluctuante, sans frémissement hydatique, mais elle vibre sous le doigt comme une vessie fortement distendue d'eau.

L'auscultation seule ou combinée à la percussion n'y révèle aucun bruit anormal.

En présence de ces symptômes, qui révélaient l'existence d'un kyste liquide occupant le petit lobe du foie, nous avons pensé qu'il s'agissait d'un kyste hydatique à échinocoques ou d'un kyste séreux.

La fluctuation, l'élasticité, la résistance et la vibration de la tumeur pouvaient le faire croire.

En conséquence, une ponction avec l'aiguille creuse de l'aspirateur de Dieulafoy fut faite, sans qu'on ait provoqué d'adhérences préalables entre la tumeur et les parois du ventre.

A peine l'aiguille fut-elle introduite qu'il s'élança, à 20 centimètres de distance, un jet de liquide incolore, transparent comme de l'eau de roche et assez abondant. J'en retirai environ 85 grammes. Il était d'une saveur chlorurée, saline, ne précipitait pas d'albumine par la chaleur. Après l'avoir laissé reposer, nous cherchâmes au fond s'il n'y aurait pas de dépôt à examiner, et nous avons étudié les couches profondes au microscope sans y trouver de débris ou de crochets d'échinocoques. C'était un liquide constitué d'eau chlorurée.

Après l'opération, l'enfant eut pendant 24 heures dans l'hypochondre droit une vive douleur, augmentée par la moindre pression, quelques envies de vomir, de la fièvre avec un grand abattement. Tout cela disparut sous l'influence de cataplasmes laudanisés, et le lendemain la malade parut guérie. Elle put bientôt se lever et sortir de l'hôpital.

A peine arrivée chez ses parents, elle eut de la fièvre, perdit l'appétit, se mit à tousser et se plaignit d'une faible douleur dans le côté droit sous le sein.

On la ramena à l'hôpital, et il devint évident qu'elle avait à droite un épanchement pleurétique, atteignant jusqu'à l'angle inférieur de l'omoplate.

L'enfant avait une toux sèche, de l'inappétence et un peu de fièvre, de la matité à la base du poumon droit, et là absence de murmure vésiculaire en bas, du souffle et de l'égophonie au-dessus vers la pointe du scapulum. Cet épanchement n'augmenta pas, et, sous l'influence d'un vésicatoire, de l'alcoolature de bryone, il se résorba graduellement. Pour la seconde fois l'enfant se trouvait guérie.

Elle prit ensuite une scarlatine qui se termina bien, et elle sortit de l'hôpital.

M. Bouchut fait suivre cette observation de quelques réflexions sur les accidents consécutifs à la ponction, et sur la pleurésie dont cette enfant fut atteinte. Il semble regretter de n'avoir pas établi des adhérences préalables ; je me suis déjà assez expliqué à l'article *Diagnostic* sur le peu de gravité des accidents qui suivent quelquefois la piqûre dans l'exploration des kystes du foie, au moyen de l'aiguille de l'aspirateur ; nous ne devons pas, je crois, nous en exagérer la portée.

Résumé. — Dans les cinq observations précédentes on peut voir que le traitement des kystes par aspiration a été d'une simplicité et d'une innocuité qu'on rencontre rarement avec d'autres procédés. Il a suffi d'épuiser sans adhérences préalables le liquide par un moyen tout mécanique et complétement inoffensif. Tantôt ce liquide a persisté jusqu'au bout à l'état limpide et transparent, pendant toute la durée du traitement ; tantôt il est devenu purulent et le kyste s'est transformé en un abcès du foie, ce qui n'a pas empêché l'épuisement du liquide de s'effectuer sans difficulté. Mais il faut s'attendre à rencontrer des faits moins simples, le foie peut être envahi, en grande partie, par des kystes multiples d'ancienne date qui entrent successivement ou simultanément en suppuration, et qui ne disparaissent qu'en passant par la transformation intermédiaire de leurs produits en cristaux de margarine et de cholestérine.

Quand on rencontre un cas de ce genre, quelle est la marche à suivre dans le traitement ? C'est ce que j'essayerai d'établir dans l'observation suivante :

Observation VI. — *Kystes hydatiques du foie et de la plèvre.* — *Trois cents aspirations.* — *Effets de l'époque cataméniale.* — *Lavages du kyste. — Sonde à demeure.*

Une femme, âgée de 43 ans, entre, le 8 juillet 1871, dans le service de M. Axenfeld, hôpital Beaujon, salle Sainte-Paule, n° 14. Cette femme vient réclamer des soins pour une énorme tumeur abdominale. Elle fait remonter à cinq ans le début de sa maladie. A cette époque, elle éprouva quelques troubles digestifs caractérisés par la perte d'appétit, le ballonnement du ventre et une régurgitation particulière des aliments gras, phénomène sur lequel j'ai insisté dans l'observation n° III. Après chaque repas, les matières grasses de l'alimentation revenaient dans la bouche par un mouvement de régurgitation, tandis que les autres aliments étaient bien supportés ; le beurre et le potage gras provoquaient surtout cet état. Cette intolérance de l'estomac pour les aliments gras ne dura que quelques mois. Depuis que mon attention a été fixée sur ce phénomène, je l'ai observé chez trois malades atteints de kystes hydatiques du foie ; c'est un signe qui apparaît de préférence dans le début de la maladie et qui cesse avec les progrès de l'affection ; je ne cherche pas à l'expliquer, je me contente de le signaler.

Comme symptômes survenus au début de la maladie, notons encore des douleurs dans l'hypochondre droit, du dévoiement et un amaigrissement assez notable. Puis, les forces diminuant, la malade fut obligée à plusieurs reprises d'interrompre le travail de son ménage, et ce n'est que dix-huit mois plus tard qu'une tumeur apparut au creux épigastrique. Dès ce moment, le teint devint très-légèrement ictérique, et les règles se supprimèrent, la tumeur fit insensiblement et très-lentement des progrès, jusqu'à atteindre le volume qu'elle présente aujourd'hui.

Etat actuel. — La tumeur hépatique est extrêmement volumineuse ; elle descend jusque dans la fosse iliaque droite, confine à l'ombilic, envahit la ligne blanche qu'elle déborde, et présente son point le plus saillant au creux épigastrique. Toute cette région est d'une matité absolue. La mensuration donne comme résultats :

Circonférence totale, $0^m,79$.
Côté droit, $0^m,41$.
Côté gauche, $0^m,38$.

S'il n'y a pas une plus grande prédominance à l'avantage du côté droit, c'est que la tumeur dépasse la ligne médiane et em-

piète sur le côté gauche. La circulation collatérale est développée; pas d'ictère, pas d'ascite; les règles surviennent d'une
façon fort irrégulière.

Au toucher, la tumeur est rénitente, élastique; on ne
perçoit pas le frémissement hydatique, mais la fluctuation est
manifeste.

Les symptômes généraux sont très-accusés : les digestions
sont mauvaises, la dyspnée est extrême, et la malade a la plus
grande peine à monter l'escalier qui conduit à la salle Sainte-
Paule.

M. Axenfeld n'hésite pas à diagnostiquer un kyste hydatique du foie; il ne fait du reste que confirmer l'opinion qu'il
avait émise deux ans plus tôt, ayant eu l'occasion de voir la
malade à l'hôpital Saint-Antoine. L'aspiration du liquide fut
décidée.

Le 11 juillet, la ponction fut faite avec l'aiguille n° 1, et on
rencontra le liquide à deux centimètres de profondeur; il
avait l'aspect et la limpidité habituelles aux kystes hydatiques;
on arrêta l'écoulement à 480 grammes, afin de ne pas laisser
un trop grand vide dans l'intérieur de la poche. La circonférence de l'abdomen, après cette évacuation, diminua de 1 centimètre et demi; mais la manœuvre, que j'eus le grand tort
de faire pour pratiquer la mensuration, ne fut sans doute pas
étrangère aux accidents suivants : Une heure environ après la
ponction, la malade éprouva quelques douleurs dans le ventre et
dans l'épaule droite, avec nausées et dévoiement; le soir,
vers cinq heures, les accidents douloureux s'amendèrent, et
quelques démangeaisons parurent en différents points du
corps.

Le lendemain matin, nous assistions au développement d'une
urticaire avec fièvre, qui envahit successivement les cuisses,
le ventre, la poitrine et les bras; le dévoiement persiste. Cette
urticaire, se montrant sans ictère et après la piqûre du foie, était
un phénomène qui me frappa d'autant plus que, peu de jours
avant, j'en avais observé un autre exemple, survenu dix
minutes après la ponction, chez le malade du service de
M. Matice, qui fait le sujet de l'observation n° II.

Chez cette femme, l'urticaire persista trois jours, disparaissant et envahissant à diverses reprises toutes les régions du corps, avec exacerbation fébrile le soir, tuméfaction de la face du côté gauche, comme dans une fluxion dentaire ; dysphagie considérable et des plus douloureuses, à ce point que la malade, pendant douze heures, ne put avaler une seule gorgée de liquide. Le voile du palais et la partie postéro-supérieure du pharynx étaient secs et d'une rougeur intense. Dès le troisième jour, ces accidents disparurent.

7 août. Nouvelle aspiration à 1 centimètre de la première. On retire 700 grammes de liquide légèrement louche, ayant l'odeur hydro-sulfurée. Cette seconde aspiration n'entraîne aucun accident, ni vomissements, ni fièvre, ni urticaire. L'appétit commence à revenir, mais la douleur persiste toujours dans l'épaule droite.

Le 14. Aspiration donnant issue à 600 grammes de liquide, qui a repris l'aspect limpide et qui a perdu toute odeur. Deux heures après cette ponction, une fièvre assez violente se déclare et persiste jusqu'au lendemain matin.

La malade se sentant soulagée demande à aller passer quelques jours chez elle. Elle sort, en effet, mais elle revient douze jours après, fort souffrante, toussant beaucoup et avec une tumeur qui avait repris à peu près son volume primitif.

3 septembre. Aspiration, avec l'aiguille n° 2, de 450 grammes de liquide légèrement purulent et ayant une odeur très-prononcée d'hydrogène sulfuré. On arrête l'écoulement; soulagement, pas de fièvre.

Le 5. Aspiration de 800 grammes de liquide purulent ; amélioration très-sensible les jours suivants. A ce moment, la circonférence totale n'est que de 72 centimètres, c'est-à-dire 7 centimètres de moins qu'à la première ponction. Mais la matité, dans la partie postérieure de la poitrine et dans l'aisselle droite, reste toujours au même niveau, sans modification.

Le 11. Une nouvelle piqûre est faite, toujours sur le même point. Je retire 350 grammes de pus. La malade peut se lever et mange d'assez bon appétit.

Le 16. La tumeur se développe de nouveau, mais lentement et sans fièvre. On aspire 300 grammes de pus épais, verdâtre et d'odeur très-prononcée. La circonférence du corps n'est plus que de 68 centimètres, c'est-à-dire 11 centimètres de moins qu'au début.

Le 21. 200 grammes de pus.

Le 23. 40 grammes de pus.

Ici se termine la première phase de cette observation, dans laquelle l'amélioration croissante de la malade et l'épuisement graduel du foyer purulent pouvaient nous faire espérer une guérison prochaine. A ce moment surviennent de nouveaux accidents : on aperçoit, sur le côté gauche de la ligne blanche, au-dessous de l'appendice xiphoïde, une petite tumeur rougeâtre, qui pointe comme un phlegmon en voie de formation. La malade a de la fièvre et de fortes douleurs abdominales ; elle est prise de violentes quintes de toux, et la respiration devient fort difficile. A l'auscultation, on perçoit, des deux côtés de la poitrine, des râles sibilants et ronflants ; la matité, déjà constatée du côté droit, semble plus étendue; il y a diminution des vibrations thoraciques et absence d'égophonie. Sans doute, une collection liquide existe en ce point, mais quelle est sa nature ?

3 octobre. Une ponction est faite, avec l'aiguille n° 2, dans le sixième espace intercostal droit, un peu en arrière de l'aisselle, et on retire 900 grammes d'un liquide aussi limpide que celui qui avait été retiré du premier kyste hépatique. Avions-nous affaire à un kyste de la plèvre ou de la face supérieure du foie? Question difficile à résoudre. Après l'opération, la dyspnée est moins forte, mais la fièvre persiste, et, le lendemain, la malade se plaint d'un point de côté au niveau du sein gauche; l'auscultation fait percevoir, à la base de la poitrine et du côté gauche, un bruit de frottement extrêmement accentué, tandis que rien d'analogue ne se passe du côté droit.

On applique sur ce point un vésicatoire. Julep morphine. La malade est alimentée avec du lait et du bouillon. Cependant, la tumeur de la partie antérieure faisant des progrès, on aspire 150 grammes de pus situé profondément dans le foie.

Le 8. Les frottements du côté gauche ont en partie disparu, mais la dyspnée est violente, et on perçoit, à l'auscultation du poumon droit, un souffle amphorique et une respiration à timbre métallique, dont le maximum est à la partie médiane de la fosse sous-épineuse; de plus, la malade rend quelques crachats purulents et teintés de sang mélangé avec des débris de fausses membranes; la toux est incessante. Cette femme est donc atteinte d'un pneumothorax à droite, précédé d'une pleurésie sèche à gauche et coïncidant avec la purulence d'un nouveau kyste du petit lobe du foie. Mais, ce pneumothorax, quel était son point de départ? Le poumon était-il en communication avec le foie et la cavité pleurale, ou seulement avec la plèvre? Ce qui est certain le kyste initial du foie ayant été tari, la collection hépatique purulente de nouvelle formation ne paraît avoir aucune communication avec les bronches; il est donc probable que le foie n'entre pas en cause dans le pneumothorax.

1er novembre. A part l'extrême faiblesse de la malade et la toux qui la fatigue sans cesse, l'état général n'a pas empiré, et, sous l'influence d'aspirations nombreuses répétées quatre ou cinq fois par semaine, la collection purulente du foie diminue. Mais l'organe augmente de nouveau de volume, et des ponctions pratiquées en différents points et profondément, démontrent qu'il y a plusieurs collections en voie de formation et distinctes les unes des autres. En effet, suivant que les piqûres étaient pratiquées vers le petit lobe du foie ou vers le bord inférieur, on retirait des liquides d'aspects et de colorations différents, purulents ou hématiques.

On prit alors l'habitude de pratiquer tous les jours des aspirations multiples, exactement comme on pratique, chez certains malades, des piqûres avec la seringue de Pravaz. Plusieurs centaines d'aspirations furent ainsi faites avec les aiguilles n° 2 et n° 3, et souvent l'aiguille allait chercher le pus à 5 et 6 centimètres de profondeur, ce qui indiquait que le foie était pris dans une grande étendue.

En résumé, cette seconde phase de la maladie fut caractérisée par un pneumothorax qui mit pendant plusieurs jours la vie de cette femme en danger, et par la formation de nouveaux abcès en différents points du foie.

1er décembre. Le pneumothorax est resté fort limité, sans complication d'épanchement liquide, et le poumon respire dans toute sa partie supérieure ; les abcès multiples du foie tendent à se réunir en un foyer unique profondément situé et aspiré fréquemment. La malade ne rejette presque plus de détritus de fausses membranes.

Au 1er janvier, quand je quittai l'hôpital Beaujon pour aller dans le service de M. Tardieu, à l'Hôtel-Dieu, M. Axenfeld, avec son extrême bienveillance habituelle, m'engagea à prendre cette malade pour suivre jusqu'à la fin son intéressante observation. Mais il arriva que les ponctions faites avec l'aiguille no 3 ne laissaient plus passer le pus, celle-ci s'oblitérait à chaque instant, ainsi que le n° 4, et cette oblitération était due à de petites concrétions blanchâtres, qu'au premier aspect on eût pris pour du phosphate de chaux, mais qui, analysées par M. Yvon, interne en pharmacie, donnèrent comme éléments constituants des agglomérations de margarine et de cholestérine. Devant cet accident imprévu, il fallait prendre une détermination, de façon à donner issue par une voie plus large au pus qui s'accumulait tous les jours. Nous n'avions pas à nous préoccuper d'établir des adhérences, car la quantité de piqûres qui avaient été accumulées sur un même point avait déjà obtenu ce résultat.

Une sonde en gutta-percha de 10 centimètres de longueur et de 5 millimètres de diamètre fut introduite et laissée à demeure. Tous les matins on appliquait l'aspirateur sur l'ouverture de cette sonde, et l'on pouvait ainsi vider le pus à mesure qu'il se formait et nettoyer la cavité en injectant et en aspirant un liquide composé d'eau et de quelques grammes d'alcool. Grâce à cette manœuvre, rendue extrêmement commode par l'aspiration à crémaillère, on put retirer une assez grande quantité de concrétions blanchâtres, et peu à peu la cavité diminua de capacité.

2 février. L'amélioration semblait être définitive, lorsque, dans la matinée du 2 février, après l'aspiration du liquide,

qui ce jour-là avait été retiré teinté de sang, la malade fut
prise d'un long frisson avec tremblement suivi de chaleur et
de sueur et prostration complète de forces. Dans la soirée, un
nouveau frisson se déclara ; le lendemain, en faisant l'aspiration, je remarquai que le liquide retiré du foie était mal lié,
sanguinolent, d'odeur fétide ; la face de la malade était fort
altérée, le pouls petit, et la première impression, bien naturelle
d'ailleurs, fut que nous étions aux prises avec les symptômes
initiaux d'une infection purulente.

Toutefois, malgré une gravité aussi apparente, je ne portai
pas un pronostic fàcheux, espérant que ces accidents se calme-
raient le soir ou le lendemain. On administra 1 gramme de
sulfate de quinine. Un nouveau frisson survint dans la
journée, puis la malade fut prise de congestion pulmonaire
avec hémoptysie légère, qui dura deux jours ; les accès de
fièvre ne reparurent pas, et, après cette secousse, l'amélioration reprit sa marche lente et progressive.

Que s'était-il passé ? Je pensai, dès le début, qu'il ne s'agissait pas d'infection purulente, mais que ces symptômes
en apparence si graves avaient été déterminés par l'approche
de l'époque cataméniale avortée. J'avais d'autant plus de raison pour formuler une telle opinion que j'avais été témoin
d'un cas analogue chez une jeune fille à laquelle nous don-
nions nos soins avec M. le Dr Linas pour une pleurésie purulente traumatique. Chez cette jeune fille, et à deux reprises
différentes, à un mois de distance, la maladie, qui était
en parfaite voie de guérison, avait été brusquement enrayée
dans sa marche par des accès de fièvre simulant le début de
l'infection purulente et coïncidant avec une hémorrhagie de la
cavité pleurale. La malade était réglée par la plèvre.

Même chose sans doute se passait chez notre femme, et les
accidents généraux qui venaient d'accompagner l'hémoptysie
et l'hémorrhagie du kyste devaient, suivant toute apparence,
se répéter le mois suivant. C'est en effet ce qui arriva.

Le 28. Alors que la cavité du kyste contenait à peine 60 gr.
de liquide, de nouveaux frissons apparurent, avec une nouvelle hémorrhagie par le kyste et par les bronches. Mais,

connaissant exactement la cause de ces troubles, ils ne nous effrayèrent pas outre mesure, nous promettant de les atténuer, le mois suivant, en établissant, au moment voulu, une dérivation salutaire au moyen de sangsues et par l'administration d'aloès pendant plusieurs jours consécutifs.

Au mois d'avril, la malade a quitté l'hôpital pour commencer chez elle sa convalescence; je l'ai revue depuis cette époque, et bien que l'amélioration marche très-lentement, elle se lève et peut même s'occuper de son ménage. Toute trace de pneumothorax a disparu; le foie a presque retrouvé ses dimensions normales ; la menstruation ne s'est pas rétablie, par moments surviennent de légères·hémoptysies, et, dans le sommet des deux poumons, on perçoit des râles secs de nature peut-être inquiétante.

En résumé, on pourrait diviser cette observation en trois phases. Dans la première, un énorme kyste est épuisé par des aspirations successives; dans une seconde période, surviennent des accidents nouveaux : pleurésie, pneumothorax, formation d'abcès multiples; dans la dernière période, réunion de ces abcès en une seule collection purulente, concrétions de margarine et de cholestérine, introduction d'une sonde en guttapercha, lavage du kyste et accidents occasionnés par la déviation des périodes cataméniales. Ces accidents, particuliers à la femme, doivent nous engager à considérer le pronostic plus grave chez elle, en même temps qu'ils augmentent la difficulté du traitement.

EXAMEN CRITIQUE DE LA MÉTHODE. — PURULENCE DU LIQUIDE. — VALEUR DES ACCIDENTS.—MANUEL OPÉRATOIRE.—CONCLUSIONS.

Si nous envisageons ces différentes observations d'une façon générale, nous voyons que, dans les cinq premières, le traitement et la terminaison ont été uniformes; on arrive, par des aspirations successives, à tarir la source liquide, mais ce liquide se comporte différemment selon les cas. C'est ainsi que, dans l'observation n° I et n° V, la purulence ne s'est pas établie, puisque une seule ponction a été nécessaire pour arriver à la guérison. Dans l'observation n° IV, le but a été atteint en trois aspirations et sans que le liquide ait en rien perdu sa limpidité jusqu'au dernier moment.

Au contraire, dans l'observation nₒ II, le liquide était légèrement louche dès la deuxième aspiration, mais il n'eut pas le temps de se transformer complétement en pus, car la guérison survint après cette deuxième piqûre. L'observation nᵒ III nous montre le liquide du kyste hydatique devenant de plus en plus purulent et diminuant en même temps de quantité, si bien qu'à la sixième aspiration, c'est-à-dire en six semaines, la source était complétement tarie. Chaque fois que la purulence s'établit, le liquide prend une odeur d'hydrogène sulfuré. La formation de pus détermine quelquefois un état fébrile plus ou moins vif avec perte d'appétit, douleur dans l'hypochondre ou dans l'épaule droite, et sensation de pesanteur dans la région lombaire du même côté.

Un fait digne de remarque, c'est que l'issue du liquide à travers une aiguille aussi fine que le nᵒ 2 n'est pour ainsi dire jamais interrompue malgré la présence des poches d'hydatides, que l'on supposerait théoriquement devoir s'opposer à l'écoulement. Il serait difficile d'expliquer pourquoi tantôt la suppuration s'empare du kyste, et pourquoi ailleurs la purulence ne se montre pas dans le cours du traitement; il est probable que dans le premier cas la poche du kyste subit la transformation graisseuse, et disparaît après ce travail.

Tous les malades dont nous venons de parler ont été opérés sans qu'il ait été nécessaire d'établir des adhérences préalables entre le foie et les parois abdominales, et la piqûre n'a jamais déterminé d'accidents sérieux. Les douleurs, les nausées, les vomissements quand ils ont paru, n'ont pas eu de suites fâcheuses, et je croirais volontiers qu'ils sont plutôt le résultat de l'excitabilité du péritoine que la conséquence d'une phlegmasie de la séreuse. De plus, je ne suis pas bien certain que ces accidents ne soient quelquefois provoqués à son insu par l'opérateur. Nous devons éviter avec le plus grand soin toute manœuvre autre que l'aspiration pure et simple, et l'opération terminée il faut se garder de percuter la tumeur sous le prétexte de constater la diminution de son volume; il faut encore éviter de faire tourner et retourner le malade dans son lit pour se livrer à de nouvelles mensurations. Ces différentes manœuvres, en somme inutiles, ne présentent que des inconvénients, et peuvent être renvoyées au lendemain. La piqûre une fois faite, le malade doit rester couché sur le dos et garder le repos pendant quelques heures.

Je parle surtout ici des précautions à prendre à la suite de la première exploration, car l'expérience nous montre que pour les piqûres suivantes il s'établit une véritable tolérance.

Manuel opératoire. — On choisit le point le plus saillant de la tumeur et on pratique l'aspiration au moyen de l'aiguille n° 1, d'après les préceptes indiqués plus haut à l'article *Diagnostic*. Si le kyste est peu volumineux, c'est-à-dire s'il ne contient pas plus de 400 grammes de liquide, on le vide complétement du premier coup.

Dans le cas contraire, il est préférable de s'arrêter après avoir retiré 400 grammes, pour recommencer quelques jours plus tard. Il est plus rationnel de procéder peu à peu, car l'organe peut plus facilement combler le vide laissé par l'issue d'une petite quantité de liquide, et on ne s'expose pas à voir la poche entière envahie d'un seul coup par la suppuration. Les piqûres doivent être faites autant que possible sur le même point, c'est-à-dire dans un espace grand comme une pièce de un franc environ, et la raison, c'est que grâce à la multiplicité des piqûres, il se fait, dans les tissus de la séreuse, un travail phlegmasique qui, répété plusieurs fois sur le même endroit, finit par déterminer des adhérences qui permettront à un moment donné d'agir avec un trocart volumineux. Dès la deuxième ou troisième piqûre on peut remplacer sans crainte l'aiguille n° 1 par l'aiguille n° 2, ce qui facilite du reste l'écoulement du pus.

Le nombre des piqûres est extrêmement variable, la collection du liquide peut être tarie dès les premières aspirations, tandis que dans d'autres circonstances, il est nécessaire d'en pratiquer un grand nombre; mais cela n'est vraiment rien, si l'on veut réfléchir que ces aspirations ne sont ni plus douloureuses ni plus difficiles que les piqûres qu'on répète plusieurs fois par jour au moyen de la seringue de Pravaz. Ce n'est donc pour le médecin qu'une affaire de patience et de persévérance; il agit à couvert, sans danger, sans avoir à redouter les terribles effets des incisions ou des larges ouvertures. Il agit par un moyen tout mécanique, sans courir les chances quelquefois si désastreuses des eschares produites par le caustique, et des injections irritantes faites avec l'alcool ou la teinture d'iode.

Le moyen est moins brillant, mais il est plus sûr, il n'est plus l'apanage exclusif de la chirurgie, il devient plutôt celui de la médecine. Il y a un terrain sur lequel la chirurgie et la médecine devraient se rencontrer, et sur lequel, je l'espère, elles pourront resserrer les liens qui devraient les unir. Le diagnostic des collections liquides est le plus souvent confié à l'art du médecin, c'est l'auscultation ou la percussion qui nous mettent sur la voie des épanchements de la plèvre, du péricarde, des kystes et des abcès du foie, etc., je désirerais que *la méthode d'aspiration* en donnant à la médecine le moyen de contrôler sûrement son diagnostic, lui permît aussi d'instituer elle-même le traitement. C'est du reste une simplification de moyen, et de même que certains malades pratiquent sur eux des injections morphinées avec la seringue de Pravaz, de même j'ai vu un malade qui faisait l'aspiration de son hydrothorax, et la femme de l'observation n° IV, a plusieurs fois aspiré le liquide de son kyste du foie.

Conclusions. — En résumé, d'après les observations consignées dans ce travail, on peut tirer les conclusions suivantes :

1o Grâce à l'aiguille n° 1, *armée du vide préalable,* on peut aller sans danger à la recherche des kystes hydatiques du foie.

2o Des aspirations répétées et pratiquées avec l'aiguille n° 2 permettent d'épuiser le liquide du kyste.

3o Le liquide peut rester clair et limpide jusqu'à épuisement complet, le plus souvent il acquiert des degrés divers de purulence. Le traitement est le même dans les deux cas.

4o Si des complications viennent à surgir comme dans l'observation n° 4, je pense que le meilleur parti à prendre est de placer à demeure une sonde en gutta-percha, qui permet de pratiquer tous les jours ou deux fois par jour si c'est nécessaire l'aspiration et le lavage de la cavité.

ABCÈS DU FOIE.

Si j'ai réuni dans un même travail le diagnostic et le traitement des kystes et des abcès du foie, c'est que le manuel opératoire est exactement le même; de plus la plupart des kystes se transforment en abcès sous l'influence du traitement, il s'ensuit que les uns et les autres doivent être confondus dans le même mode thérapeutique.

Abcès du foie. 2 aspirations. Guérison. — Un malade âgé de 28 ans, entre au mois de novembre 1871, à l'hôpital Beaujon, dans le service de M. Moutard-Martin. Cet homme a le teint très-légèrement ictérique, bien que l'examen des urines ne décèle pas la moindre quantité de matière colorante de la bile; il éprouve parfois quelques frissons suivis de chaleur, accès de fièvre mal caractérisés, et qui reviennent depuis un mois environ à des époques indéterminées. L'appétit est mauvais et le sommeil agité.

On trouve dans la région du foie, vers le bord inférieur, et en se rapprochant du muscle droit de l'abdomen, une tumeur assez volumineuse , dure, et très-peu rénitente. La circulation collatérale n'est pas très-développée. Le malade n'a jamais eu ni coliques hépatiques ni vomissements; il est du reste très-peu explicite sur le début de sa maladie. Toutefois la marche en a été rapide, puisqu'il y a deux mois, dit-il, aucune tumeur n'était apparente.

Sur la demande de M. Moutard-Martin, je fis une première aspiration avec le concours de M. le Dr R. Blache qui remplissait les fonctions d'interne dans le service. La piqûre pratiquée avec l'aiguille n° 2, donna issue à un liquide purulent bien lié, de couleur jaune verdâtre et sans aucune odeur ; on arrêta l'écoulement à 650 grammes.

Cette opération n'est suivie d'aucune espèce d'accidents, la tumeur a diminué des deux tiers environ, et le malade, très-soulagé les jours suivants, se lève une partie de la journée, et retrouve en partie le sommeil et l'appétit.

Sept jours après, nous faisons une seconde aspiration qui donne 300 gr. de pus, jusqu'à épuisement de l'abcès. L'amélioration continue. Une application de pâte de Vienne avait été jugée nécessaire. De nouvelles aspirations furent inutiles, la tumeur disparut complétement, et le malade devint garçon de salle à l'hôpital où je l'ai vu pendant plusieurs mois.

A. Parent, imprimeur de la Faculté de Médecine, rue Mr-le-Prince, 31.

L'ASPIRATEUR A CRÉMAILLÈRE

Du Docteur DIEULAFOY

L'aspirateur à crémaillère est construit sur le même principe que l'aspirateur à encoche. Il est destiné à recevoir une plus grande quantité de liquide, puisqu'il contient de 130 à 150 grammes, tandis que l'aspirateur à encoche n'en contient que de 40 à 45 grammes. Le maniement en est plus facile, car il permet à l'opérateur d'avoir ses deux mains libres au moment de l'aspiration, et il est plus aisé de remonter le piston au moyen d'une crémaillère, que de l'attirer par un simple mouvement de traction ; du reste cette manœuvre eût été presque impossible avec le piston dont la surface mesure 35^{mm} de diamètre.

Voici comment on fait le vide dans l'aspirateur :

1. On ferme les robinets RR' *en les plaçant à angle droit*, c'est-à-dire perpendiculaires au jet du liquide.

2. On remonte le piston jusqu'en haut de sa course au moyen d'une crémaillère, et dès lors le vide est fait dans l'aspirateur.

3. On monte l'aiguille dont on veut faire usage sur le tube de caoutchouc qui est lui-même mis en communication avec l'aspirateur par le robinet R.

4. Dès que l'aiguille est introduite dans les tissus à explorer, on ouvre le robinet correspondant de l'aspirateur R, et le vide se fait par conséquent dans l'aiguille, puis on pousse lentement l'aiguille à la recherche du liquide.

Dès que l'aiguille creuse rencontre le liquide, celui-ci se

précipite dans l'aspirateur et trahit aussitôt sa présence en traversant l'index de cristal situé sur le trajet du tube de caoutchouc.

5. Quand on veut expulser le liquide contenu dans l'aspirateur, on ferme le robinet R, on ouvre le robinet R', on dégage la crémaillère de son point d'arrêt, en attirant le cliquet C hors de son encoche, on le maintient dans cette position par un léger mouvement de rotation, et on chasse le liquide au moyen du piston que l'on fait descendre dans le corps de pompe. Pour plus de facilité de l'expulsion du liquide, on adapte au robinet R' un tube en caoutchouc qui va plonger dans un vase.

6. Si l'on désire injecter un liquide médicamenteux, ou laver la cavité qu'on vient de vider, on fait avec l'aspirateur une manœuvre inverse de celle que nous venons de décrire. C'est par le tube de caoutchouc placé au robinet R' qu'on aspire le liquide à injecter, puis on ferme ce robinet R', on ouvre le robinet R, et on pousse l'injection dans la cavité.

Il est deux conditions qui sont essentielles pour le maniement régulier de l'aspirateur.

1° Avant d'opérer, il faut toujours s'assurer de la *perméabilité de l'aiguille*, et cette aiguille, replacée dans la boîte, doit toujours être armée d'un fil métallique.

2° Si l'on ne se sert que rarement de l'aspirateur, il arrive que le piston peut se dessécher, il faut alors avoir la précaution, au moment voulu, d'aspirer un peu d'eau qu'on laisse quelques instants en contact avec le piston, afin d'en ramollir la couche inférieure, ce qui assure la formation du vide d'une manière à peu près complète.

Les aiguilles creuses ont été mathématiquement calibrées.

L'aiguille n° 1 mesure 3/4 de millimètre de diamètre ;

L'aiguille n° 2 mesure 1 millimètre 1/4 ;

Il est très-facile de transformer l'aspirateur en syphon :
le liquide étant d'abord aspiré dans le corps de pompe, il
suffit de placer le tube T dans une position déclive ; on
l'amorce d'un coup de piston en refoulant le liquide, les deux
robinets R et R' sont laissés ouverts, et le syphon est établi.
Nous ne conseillons cette manœuvre que bien rarement, car
la force d'aspiration avec un tel syphon est six fois moindre
que la force obtenue au moyen de l'aspirateur.

A. PARENT, imprimeur de la Faculté de Médecine, rue Mr-le-Prince, 31.

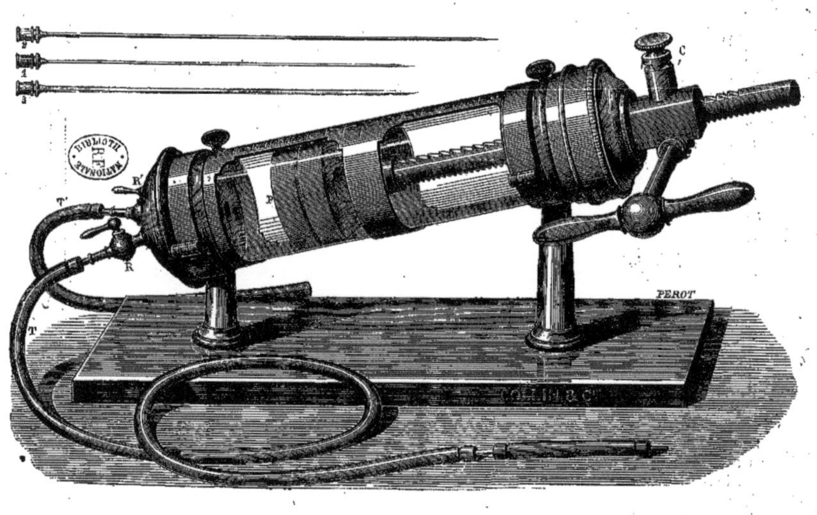

C
R'
T'
R
T
PEROT
COLLIN & Cie

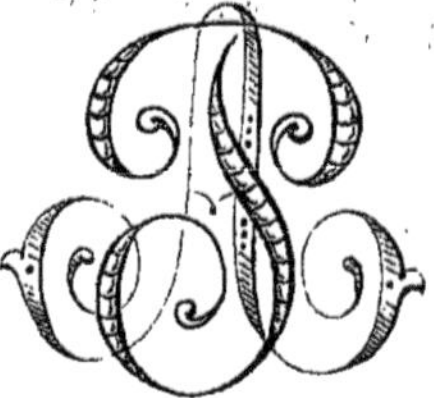

A. PARENT, imprimeur de la Faculté de Médecine, rue Mr-le-Prince, ¹

www.ingramcontent.com/pod-product-compliance
Ingram Content Group UK Ltd.
Pitfield, Milton Keynes, MK11 3LW, UK
UKHW021012120726
13693UKWH00005B/1929